BEI GRIN MACHT SICH IHR WISSEN BEZAHLT

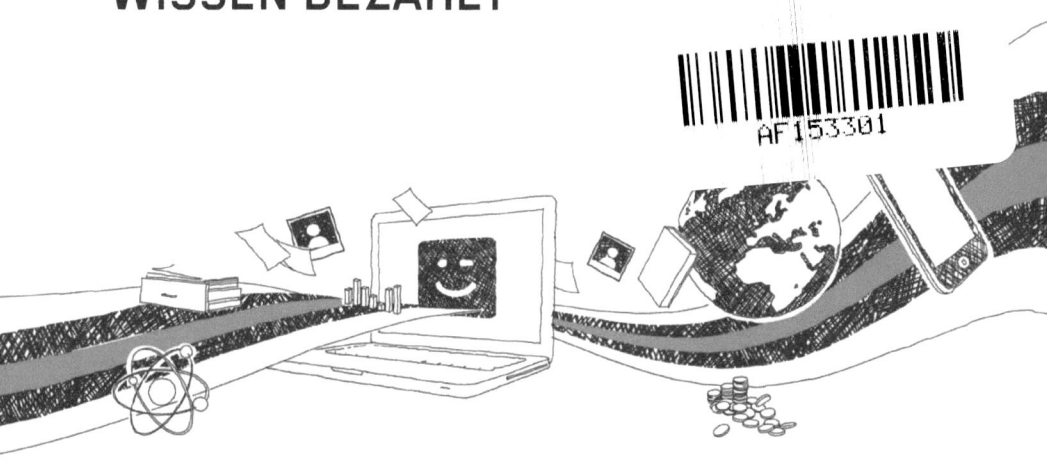

- Wir veröffentlichen Ihre Hausarbeit,
  Bachelor- und Masterarbeit

- Ihr eigenes eBook und Buch -
  weltweit in allen wichtigen Shops

- Verdienen Sie an jedem Verkauf

Jetzt bei www.GRIN.com hochladen und kostenlos publizieren

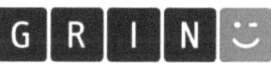

Lösungsorientierte Beratung bei Diabetes Typ 2 nach Bamberger

Sara Walther

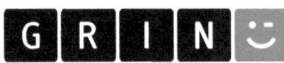

Bibliografische Information der Deutschen Nationalbibliothek:

Die Deutsche Nationalbibliothek verzeichnet diese Publikation in der Deutschen Nationalbibliografie; detaillierte bibliografische Daten sind im Internet über http://dnb.d-nb.de abrufbar.

ISBN: 9783346862402
Dieses Buch ist auch als E-Book erhältlich.

© GRIN Publishing GmbH
Trappentreustraße 1
80339 München

Druck und Bindung: Books on Demand GmbH, Norderstedt Germany
Gedruckt auf säurefreiem Papier aus verantwortungsvollen Quellen

Das vorliegende Werk wurde sorgfältig erarbeitet. Dennoch übernehmen Autoren und Verlag für die Richtigkeit von Angaben, Hinweisen, Links und Ratschlägen sowie eventuelle Druckfehler keine Haftung.

Das Buch bei GRIN: https://www.grin.com/document/1349923

Studiengang Berufspädagogik im Gesundheitswesen (B.A.)

4. Semester

Hausarbeit

Die erfolgreiche patientenorientierte Beratung in Anlehnung an die lösungsorientierte Beratung nach Bamberger anhand eines selbstgewählten Fallbeispiels mit der Diagnose Diabetes mellitus Typ 2

Vorgelegt am   11. Mai 2019

Vorgelegt von   Sara Walther

Inhaltsverzeichnis

Abkürzungsverzeichnis

BZ	Blutzucker
WHO	World Health Organization

Einleitung

Das Thema Beratung, insbesondere die patienten- sowie die lösungsorientierte Beratung nach Bamberger, sind in zahlreicher Literatur diskutiert und veröffentlich worden. Dennoch scheint es im Gesundheitssystem, vor allem im Pflegealltag, an einer gelungenen Kommunikation sowie Beratung zu fehlen (Reibnitz, Sonntag & Strackbein, 2017, S. 5). Die Kommunikationskompetenz zählt zu den Schlüsselkompetenzen aller Heilberufe und bietet die Grundlage für eine patientenorientierte Beratung. Die Beziehung zwischen Ärzten, Pflegenden und den zu betreuenden Patienten ist von einer gelungenen Kommunikation abhängig. Ärzte und Pflegende sind darauf angewiesen, eine hohe Kommunikationsqualität zu gewährleisten (Deutscher Ethikrat, 2016, S. 45). Insbesondere die Einbeziehung der Angehörigen gehört zu den essentiellen Bestandteilen einer patientenorientierten Kommunikation. Patienten und deren Angehörige wünschen sich nach Entlassung aus dem stationären Umfeld eine Absicherung ihres Therapieerfolges. Empirische Untersuchungen zeigen, dass in diesem Bereich erhebliche Defizite bestehen und eine zunehmende Patientenunzufriedenheit zu erkennen ist (Reibnitz, Sonntag & Strackbein, 2017, S. 5). Aus diesem Grund ist es dringend notwendig ärztliches Personal sowie die Pflegekräfte für dieses Thema zu sensibilisieren.

Wichtig ist es, einen Theorie-Praxis-Transfer herzustellen. Die theoretischen Grundlagen der Beratung in der Pflege bilden dafür die Basis. Hierbei geht es um individuelle bedarfsbezogene Beratungsangebote, die Patientenorientierung und das jeweilige Setting. Die lösungsorientierte Beratung nach Bamberger soll als praxisnaher Beratungsansatz dargestellt und im letzten Kapitel anhand eines Fallbeispiels mit der Diagnose Diabetes mellitus demonstriert und angewendet werden. Das Fallbeispiel bezieht sich auf ein stationäres Setting im Funktionsbereich, Zentrale Notaufnahme, sowie der angebundenen ambulanten Endokrinologie des Universitätsklinikum Jena. Im Anhang befindet sich eine für die Praxis anzuwendende Checkliste zur erfolgreichen Beratung bei Diabetes mellitus sowie eine Beispieldarstellung von einer Diabetikergruppe, welche sich in einer Beratung zu diesem Thema befindet und sich die Frage stellt: „Was sind meine Wünsche und Bedürfnisse als Diabetiker?".

Ziel der Arbeit ist es, Ärzte und Pflegekräfte aus dem Gesundheitssektor für die Beratung von Patienten und Angehörigen zu sensibilisieren, gezielt zu unterstützen und effizient kommunizieren zu lassen. Es soll durch eine gute dialogische Beratung ein optimaler Therapieerfolg im Sinne aller Beteiligten erzielt werden. Dies baut auf der patientenorientierten Beratung mit dem Schwerpunkt Lösungsorientierung nach Bamberger auf (Reibnitz, Sonntag & Strackbein, 2017, S. 5).

1 Grundlagen der Beratung in der Pflege

Der erste Ansprechpartner für Patient und Angehörige sind in erster Linie die Pflegenden. Diese arbeiten täglich mit den akut- und chronisch erkrankten Patienten zusammen. So entsteht zunächst der Erstkontakt zum Betroffenen und dessen Angehörigen. Dieser Erstkontakt ist von hoher Bedeutung, denn der Betroffene sowie seine Angehörigen zeigen in dieser Phase meist eine erhöhte Emotionalität. Hierbei spielt die Kommunikation eine tragende Rolle zur Verbesserung der Situation. Somit bildet die Kommunikation die Basis für die Beratung in der Pflege und insbesondere bei der komplexen Versorgungssituation (Reibnitz, Sonntag & Strackbein, 2017, S. 10).

Der Grundstein für die aktive Beratung wurde in der Antike gelegt und sollte seinerzeit als Lösungsansatz für Alltagprobleme dienen. Diese Beratung lag allerdings noch keinem professionellen Handeln zugrunde. Erst im 20. Jahrhundert entwickelte sich die Professionalisierung der Beratung in der Pflege und unterlag wissenschaftlichen Betrachtungsweisen. Die professionelle Beratung in der Pflege zeichnet sich durch unterschiedliche Kompetenzen und Voraussetzungen aus. Es handelt sich hierbei um eine dialogische Kommunikation, wobei sich beide Parteien, d.h. Pflegekraft und Patient, gleichermaßen austauschen. Hierbei liegt die oberste Priorität darin, die Menschwürde zu achten. Die Pflegenden müssen die Kompetenzen der Pflegebedürftigen wahrnehmen und deren Ressourcen fördern. Der Respekt der Selbstbestimmung und die freie Wahl der Möglichkeiten müssen dem Betroffenen gewährleistet werden. Weiterhin ist es wichtig, die aktuellen Umweltbedingungen sowie die biografischen Aspekte und Zukunftsperspektiven mit einzubeziehen (Koch-Straube, 2008, S. 66). Ein weiterer Begriff, welcher im Kontext der Beratung geprägt wird, ist die Patientenedukation. Dieser gliedert sich in Schulung, Information und Beratung. Die Schulung beinhaltet eine strukturierte, zielorientierte und geplante Vermittlung von Fähigkeiten und Wissen. Unter dem Begriff Information wird die gezielte Mitteilung verstanden sowie die Bereitstellung verschiedener Medien. In der Beratung wird eine individuelle, bedürfnisgerechte Problemlösung vorbereitet und als ergebnisoffener, dialogischer Prozess gestaltet (Strupeit, Buss & Dassen, 2013, S. 749).

Die nachfolgenden zwei Abschnitte beschäftigen sich mit den individuell bedarfbezogenen Beratungsangeboten und der daraus resultierenden patientenorientierten Beratung in der Pflege sowie dem Beratungssetting.

1.1 Individuelle bedarfsbezogene Beratungsangebote

Um eine optimale, patientenorientierte sowie bedarfsbezogene Beratung in der Pflege durchzuführen, bedarf es idealerweise einer fachlichen Aus- und/oder Weiterbildung des

Beraters. Grundlage hierfür bietet das methodische Vorgehen nach den etablierten Standards Interprofessionalität, Neutralität sowie Effektivität, Effizienz und Transparenz (Reibnitz, Sonntag & Strackbein, 2017, S. 10). Die Grundhaltung der Beratung ist geprägt durch die Offenheit, welche in der Pädagogik als Reversibilität bezeichnet wird. Das bedeutet, dass die beratende Pflegekraft ihre Patienten sowie deren Angehörige nicht anders behandelt als sie selbst behandelt werden möchte. Respekt und Toleranz haben in der bedarfsbezogenen Beratung einen hohen Stellenwert. Respekt ist durch die Achtung und Anerkennung der anderen Personen sowie eine ausgeprägte Toleranz gekennzeichnet. Dies beschreibt, ein Anderssein oder eine andere Haltung zu dulden und zu akzeptieren. Somit müssen die Wünsche und Bedürfnisse des Betroffenen mit einbezogen werden und oberste Priorität erhalten. Eine weitere Grundlage der bedarfsbezogenen Beratung bildet die Empathie, welche die Fähigkeit eines Menschen beschreibt, sich in eine andere Person hineinzuversetzen und seine Gefühle teilen zu können. Als letzter Aspekt ist die Authentizität zu nennen. Diese bestimmt das Handeln einer Person nicht durch externe Einflüsse, sondern aus dem jeweiligen persönlichen Kontext. Hierzu zählen die Begriffe Gruppenzwang und Manipulation, welche die Authentizität unterwandern (Reibnitz, Sonntag & Strackbein, 2017, S. 11).

Neben den Leitprinzipien und der Grundhaltung gegenüber dem Betroffenen sind zwei Beratungsansätze anzuführen, die im Rahmen der komplexen Versorgungssituation eingesetzt werden. Dies ist zum einen die lösungsorientierte Beratung nach Bamberger und zum anderen die klientenzentrierte Gesprächsführung nach Rogers, wobei sich die hier vorliegende Arbeit im nächsten Kapitel mit der lösungsorientierten Beratung nach Bamberger näher beschäftigt. Beide Ansätze sind durch folgende Leitprinzipien geprägt: das Prinzip der Ganzheitlichkeit, Selbstbestimmung sowie Selbstständigkeit, Selbstpflegekompetenz und den Datenschutz mit der dazugehörigen Verschwiegenheit (Reibnitz, Sonntag & Strackbein, 2017, S. 11).

Ein weiteres Prinzip basierend auf die Grundlage der Beratung ist das Empowerment, engl. die Ermächtigung. Bei dem Empowermentansatz handelt es sich um Strategien und Maßnahmen, welche geeignet sind, die Selbstbestimmung und Autonomie im Leben der Menschen zu erhöhen. Dies soll die Menschen ermutigen, ihre Belange selbstverantwortlich und selbstbestimmt zu vertreten (GKV-Spitzenverband, 2008, S. 11).

1.2 Patientenorientierte Beratung in der Pflege

Der Begriff Patientenorientierung konzentriert sich auf die Beziehung zwischen Pflegenden, Behandelnden und dem Patienten. Diese richtet sich nach dem Pflege- und Behandlungsprozess, in dem jeder „Partner" seine eigene Rolle einnimmt (Reibnitz, Sonntag &

Strackbein, 2017, S. 12). Entgegen der traditionellen Auffassung von Gesundheit und Krankheit, welche zur Krankheitsbeseitigung dienen soll, stehen hier die Nutzung und Förderung von gesundheitsfördernden Ressourcen im Vordergrund. Die Pflege orientiert sich an den individuellen Bedürfnissen und Wünschen der Menschen. Es erfolgte ein Paradigmenwechsel von einer krankheits- und defizitorientierten Haltung hin zu einer gesundheitsförderlichen und ressourcenorientierten Pflege und deren Verständnis. Ziel der patientenorientierten Beratung ist es, weg von den bloßen Symptomen, Krankheiten und Verrichtungen der Patienten zu kommen, denn der Patient soll als Partner aktiv mit in die Gestaltung der Pflege eingezogen werden und somit ein höheres Maß an Selbstverantwortung und Autonomie erlangen (Obex, 1995, S. 29). Die Kommunikation zwischen Patienten und Pflegenden wird anhand der individuellen Möglichkeiten der Patienten ausgerichtet. Voraussetzung hierfür ist eine Anerkennung der kulturellen Besonderheiten, da der Grad der Patientenorientierung im unmittelbaren Zusammenhang mit der Pflegequalität steht. Vor allem chronisch Kranke Menschen, wie z.B. Diabetiker benötigen eine langfristige und professionelle Unterstützung. Um diese zu gewährleisten, muss eine adäquate Kommunikations-, Informations- und Gefühlsarbeit geleistet werden. Weiterhin muss es zu einer verbesserten Abstimmung und Vernetzung der medizinischen und sozialpflegerischen Versorgungsangebote kommen. Eine patientenorientierte Beratung kann nur durch professionelle Pflege gewährleistet werden, denn die professionelle Pflege fördert den Gesundheitszustand, das Wohlbefinden und die Hilfe zur Selbsthilfe. Dem Patienten sollen die größtmögliche Lebensqualität sowie Selbstständigkeit, Selbstbestimmung und Eigenständigkeit gewährleistet werden. Auch die Bedürfnisse und Wünsche der Angehörigen werden berücksichtigt und soweit wie es möglich ist mit in den Versorgungs- bzw. Beratungsprozess eingebunden (Reibnitz, Sonntag & Strackbein, 2017, S. 14).

1.3 Beratungssetting

Der Begriff Beratungssetting beschreibt die äußere Umgebung, Atmosphäre und die Räumlichkeiten einer patientenorientierten Beratung. Aufgabe der Berater ist es, ein positives Beratungssetting zu schaffen, denn dieses beeinflusst den Beratungsverlauf im positiven Sinne. Nicht nur das aktive, aufmerksame und wertschätzende Zuhören gehört zu den Kernelementen einer Beratung, sondern auch ein ungestörter Gesprächsablauf in einer angenehmen Atmosphäre. Weiterhin wirkt sich dieses positiv auf die Beratungsbeziehung zwischen Pflegenden und Patienten aus. Vor Beginn jeder patientenorientierten Beratung muss sich der Pflegende im Klaren sein, wo das Gespräch optimalerweise stattfinden soll. Im Pflegealltag hingegen stoßen die Pflegenden teilweise auf räumliche Probleme. Die Wahl des Gesprächorts muss auf die Ressourcen und Bedingungen des Patienten angepasst werden. Immobile Patienten können oftmals nicht ihr Pflegebett verlassen und sind somit der Räumlichkeit „Patientenzimmer" und der „Krankenhausatmosphäre" ausgesetzt. Patienten mit einer Teileinschränkung des Bewegungsapparates können mit einem Rollator oder Rollstuhl unterstützt und begleitet werden. Optimalerweise sollte die Beratung in einem neutralen Raum stattfinden, wo alle Betroffenen sich gleichwertig gegenübersitzen können und dieses barrierefrei. Das Ziel ist es, dass die Konversation auf gleicher Augenhöhe erfolgt und es zu keiner psychologischen Unter- oder Überforderung des Patienten kommt. Die Bewertung der Gesundheit und Krankheit durch den Patienten sowie durch die Pflegekraft kann unterschiedlich ausfallen. Jedoch ist es wichtig, eine offene und wertschätzende innere Haltung gegenüber dem Patienten zu haben. Weiterhin muss ein zeitlicher Rahmen festgelegt werden. Zum einen soll es dem Patienten den Druck und die Hektik nehmen, welche im pflegerischen Alltag oftmals bestehen und zum anderen soll die Pflegekraft einen Zeitrahmen haben, in der eine optimale, patientenorientierte Beratung erfolgen kann. Aber auch ein „Ausufern" des Gespräches kann so verhindert werden (Reibnitz, Strackbein & Sonntag, 2017, S. 74).

2 Lösungsorientierte Beratung nach Bamberger

Innerhalb eines Beratungsprozesses haben sich verschiedene Beratungsansätze etabliert und können teilweise parallel oder versetzt ihre Anwendung finden. Diesbezüglich wird in der Literatur die klientenzentrierte Gesprächsführung nach Carl R. Rogers und die lösungsorientierte Beratung nach Günter G. Bamberger aufgeführt. Im Vordergrund des Beratungsgespräches von Frau M. aus dem nachfolgenden Fallbeispiel steht das komplexe Krankheitsbild Diabetes mellitus Typ 2 sowie die Akzeptanz und die Neu- beziehungsweise Umgestaltung ihres Lebens (Reibnitz, Sonntag & Strackbein, 2017, S. 20). Unter Berücksichtigung dieser Aspekte und der daraus resultierenden Probleme von Frau M. entschied sich die Autorin der Hausarbeit für die lösungsorientierte Beratung von Günter G. Bamberger.

In der lösungsorientierten Beratung geht es nicht in erster Linie um die Problemanalyse, sondern um den Prozess einer zielstrebigen Lösungsfindung (Bamberger, 2005, S. 16). Im Fallbespiel von Frau M. geht es daher nicht um die Ursache des schlecht eingestellten Blutzuckers, sondern eher um eine zielstrebige Lösungsfindung bezugnehmend auf die Problematik. Diese könnte z.B. eine gesündere, auf Diabetiker abgestimmte Ernährung sein. Bamberger geht davon aus, dass der Patient über lösungsrelevante Ressourcen verfügt, die durch Beratungsgespräche weiter gefördert und aktiviert werden können. Eine Ressource von Frau M. ist, dass sie die ausreichende Compliance für die Krankheitssituation mitbringt und ein gut ausgeprägtes Krankheitsverständnis aufweist. Frau M. erhält eine strukturierte Anleitung von der Pflegefachkraft, um das Problem zu lösen, nach dem Ansatz „Hilfe zur Selbsthilfe". Hierbei spielt das zirkuläre Vorgehen eine große Rolle und zählt als

Grundsatz des konstruktivistisch geprägten Konzeptes. Frau M. muss bewusst werden, dass auch kleine Veränderungen in problemrelevanten Handlungsmustern entscheidende Prozesse bewirken, die möglicherweise wiederum entscheidende Veränderungen im Gesamtsystem bewirken können (Reibnitz, Sonntag & Strackbein, 2017, S. 20). Schon allein ein täglicher Spaziergang mit ihrem Hund würde Frau M. zu einem besseren Blutzuckerprofil führen und hat Auswirkung auf die komplette Verbesserung ihrer Gesamtsituation.

Die lösungsorientierte Beratung nach Bamberger bedient sich unterschiedlicher Prinzipien. Im Vordergrund hierbei steht die Aktivierung und Nutzung der Ressourcen. Es sollen dem Patienten positive Rückkopplungen gegeben werden, jedoch darf das Problem dabei nicht „beschönigt" werden. Der Patient soll auf positive Dinge aufmerksam gemacht werden, welche er schon hervorragend umsetzt. Aus diesem Fokus heraus muss die Pflegefachkraft eine zugrunde liegende Kompetenz herausstellen und dem Patienten diese bewusst machen. Frau M. verfügt nicht nur über eine gute Compliance, sondern auch über eine hohe Fachkompetenz, denn sie war früher Krankenschwester. Daher kann die beratende Pflegefachkraft auf einer sehr hohen fachlichen Basis mit Frau M. kommunizieren. Ein weiteres Prinzip der patientenorientierten Beratung ist die Generierung der Lösungen. Die Beratung konzentriert sich rein auf die Problemlösung und somit werden Teilsysteme innerhalb des Gesamtsystems sowie die Handlungsweise des Patienten verändert. Vorwiegend werden in diesem Ansatz prioritäre Probleme gelöst, die offensichtlich sind und die auch der Patient lösen möchte. Im Fallbeispiel von Frau M. geht es primär um den schlecht eingestellten Blutzucker und das massive Übergewicht, was die Patienten auch zunehmend mehr belastet. Potenzielle oder verdeckte Probleme bleiben außen vor. Um diese primären Probleme zu lösen, erfolgt eine Aktivierung der alternativen Verhaltensmöglichkeiten. Menschen neigen im Allgemeinen dazu, im Alltag zu stagnieren und nicht ihr komplettes Repertoire an Verhaltensweisen zur Problemlösung einzusetzen. So ist es auch bei Frau M. der Fall. Sie kennt ihre Probleme des massiven Übergewichts und des schlecht eingestellten Blutzuckers, aber aufgrund ihrer Alltagsgestaltung, welche immer dasselbe Verhaltensmuster aufweist, ist es ihr nicht möglich, ohne professionelle Hilfe daran etwas zu ändern. Somit ist es die Aufgabe der beratenden Pflegefachkraft, der Patientin alternative Verhaltensstrategien aufzuzeigen und damit die Handlungsoptionen von Frau M. zu erweitern (Reibnitz, Sonntag & Strackbein, 2017, S. 21). Im nachfolgenden Kapitel wird die patientenorientierte Beratung von Frau M. näher beleuchtet und dargestellt.

3 Patientenorientierte Beratung anhand eines Fallbeispiels mit der Diagnose Diabetes mellitus

In den vergangen zwei Kapiteln wurde auf die Grundlagen der Beratung in der Pflege eingegangen, die Patientenorientierung sowie auf den anzuwendenden lösungsorientierten Beratungsansatz nach Bamberger. Diese werden jetzt an einem konkreten Fallbeispiel von Frau M. als Diabetikerin angewendet. Somit werden die vorher beschrieben Grundlagen und das Prinzip der lösungsorientierten- sowie patientenorientierten Beratung in eine realistische Praxissituation gebracht, wodurch ein Praxis-Theorie-Transfer entsteht. Zunächst wird kurz das erforderliche Hintergrundwissen zu der Erkrankung bereitgestellt, bevor auf die Besonderheiten der Beratung eingegangen wird. Das Fallbeispiel von Frau M. befindet sich im Anhang A mit einer Checkliste für eine erfolgreiche Beratung bei Diabetes mellitus (s. Anhang B) sowie eine beispielhafte Flipchart-Darstellung zu der Fragestellung: „Was sind meine Wünsche und Bedürfnisse als Diabetiker?"(Sonntag, 2017, S. 94).

Der Begriff Diabetes mellitus beschreibt eine chronische Störung des Glukosestoffwechsels mit einem dauerhaft erhöhtem Blutzuckerwert (Hertlein, 2005, S. 472). Laut der World Health Organization (WHO) ist die Zahl der an Diabetes mellitus erkrankten Personen um das Siebenfache gestiegen. Die Deutsche Diabetes Hilfe ging im Jahr 2015 von 7,6 Millionen Menschen mit Diabetes mellitus aus, sowie weiteren 2 Millionen Menschen mit unerkannten Diabetes mellitus (Sonntag, 2017, S. 124). Es wird zwischen zwei Diabetesformen unterschieden. Zum einen der Diabetes mellitus Typ 1, als Autoimmunkrankheit und der Diabetes mellitus Typ 2, umgangssprachlich auch als „Altersdiabetes" bezeichnet.

Aufgrund der immer weiter steigenden Zahlen an Diabetes mellitus Erkrankungen ist eine langfristige Beratung und Schulung unabdingbar. Diese ist von Diagnosebeginn im stationären Bereich sowie im Anschluss im ambulanten Bereich der Arztpraxen zu gewährleisten. Um eine professionelle, patientenorientierte und fachkompetente Beratung zu gewährleisten, gibt es bestimmte Berufsgruppen, welche sich auf das Krankheitsbild spezialisiert haben. So gab es im Jahr 2015 4000 Diabetologen, 3500 Diabetikerberater, 7300 Diabetessassistenten sowie 2400 Wundassistenten (Sonntag, 2017, S. 126).

Die Erkrankung Diabetes mellitus bewirkt einen erheblichen Einschnitt in das Leben der betroffenen Menschen, denn der Umgang mit allen Auswirkungen der Erkrankung muss gelernt werden sowie in dem Leben des Betroffenen einen Platz finden. Um diese chronische Stoffwechselerkrankung in das Leben zu integrieren, wird zur Hilfe und Unterstützung ausreichend Fachpersonal benötigt. Wichtig ist hierbei, dass es zu einer kontinuierlichen Hilfe und Unterstützung kommt, nicht nur zum Diagnosezeitpunkt. Der fachkompetente

Berater wird zum Wegbegleiter und kontinuierlichen Ansprechpartner für den Diabetiker. Somit wird zusätzlich das notwendige Vertrauen sowie die Compliance des Patienten gefördert. Es sollen individuelle mittel- langfristige Therapieziele mit dem Arzt sowie der Pflegefachkraft vereinbart werden. Hierbei geht es nicht nur um die Vermeidung von Komplikationen, sondern auch um die Erhaltung und Förderung der Lebensqualität des Betroffenen. Wichtig ist es, realistische Therapieziele zu setzen, wie z.B. altersgerechte Aktivitäten oder realistische Zielwerte für den Blutzucker (BZ). Der Patient muss die Möglichkeit haben, die Therapie im Alltag umzusetzen (Sonntag, 2017, S. 126). Die Symptome einer Über- und Unterzuckerung sollten in einer Beratung und Schulung intensiv behandelt werden. So ist es dem Diabetiker möglich frühzeitig entgegenzuwirken. Beispielhaft hierfür ist der Konsum von Alkohol zu nennen. Dem Diabetiker muss bewusst sein, dass Alkoholkonsum Auswirkung auf seinen Blutzucker hat und die Gefahr der Unterzuckerung besteht. Zusätzlich ist es so, dass auch die langjährigen Diabetiker dauerhaft für die Über- und Unterzuckerung sensibilisiert werden müssen. Um diese Komplikation zu vermeiden, werden die Diabetiker dazu angehalten, ein schriftliches Tagebuch mit ihren ermittelten BZ-Werten zu führen. Dieses Tagebuch ist bei jedem Arztbesuch und jeder weiteren Beratung sowie Schulung mitzubringen, um bestimmte hohe oder niedrige Werte zu besprechen. Die größte Herausforderung bei der Beratung von Patienten mit Diabetes mellitus Typ 2 ist es, diese von der notwendigen gesünderen Lebensweise zu überzeugen und dies dann langfristig in die Tat umzusetzen. Studien haben bewiesen, dass eine individuelle, langfristige Ernährungsberatung, gekoppelt mit einer eventuellen Metformingabe sich positiv auf den weiteren Krankheitsverlauf auswirkt (Schwarz, 2016). Auch anfangs hoch motivierte Patienten verfallen langfristig gesehen in ihre alten Muster und müssen daher eine kontinuierliche, fachkompetente und patientenorientierte Beratung erhalten (Nationales Aktionsforum Diabetes mellitus, 2015, S. 3). Laut dem Nationalen Aktionsforum Diabetes mellitus ist eine erfolgreiche Beratung dadurch gekennzeichnet, dass der Patient innerhalb von 12 Monaten sein Körpergewicht um 5-7 % reduziert, wöchentlich mindestens 150 Minuten sportlich aktiv ist und ballaststoffreich sowie fettarm isst (Nationales Aktionsforum Diabetes mellitus, 2015, S. 14). Diese doch oft allgemeingültigen Empfehlungen gelten für die gesamte Bevölkerung und werden trotz positiv nachgewiesenen Effektes nicht immer umgesetzt. Jeder erwachsene Mensch trägt die Einzelverantwortung für seinen Lebensstil und somit für seine Gesundheit. Aufgrund dessen müssen Diabetiker eine langfristige und intensive Beratung sowie Begleitung in ihrem Leben erhalten, welche auch eine Erfolgskontrolle mit beinhaltet. Die Pflegefachkraft muss sich bewusst sein, welchen großen Stellenwert sie im Leben des Betroffenen einnimmt und welche großen Anforderungen an den Patienten gestellt werden. Es sollte zu keiner Über- oder Unterforderung des Patienten kommen und das aktive Mitwirken im Beratungsprozess gefördert werden (Sonntag, 2017, S. 127).

4 Fazit

Die Beratung von Patienten und Angehörigen wurde bis heute in zahlreichen Schriftgütern beleuchtet und näher definiert. Somit entsteht eine Vielzahl an Möglichkeiten, eine patientenorientierte Beratung in der Pflege durchzuführen. Es hat sich klar herausgestellt, dass es bis heute Defizite in der Kommunikation sowie in der Beratung gibt (Reibnitz, Sonntag & Strackbein, 2017, S. 5). Ärzte sowie Pflegekräfte müssen eine ausreichende Fach-, Sozial- und Kommunikationskompetenz aufweisen, um den hohen Ansprüchen an eine derartige Beratung gerecht zu werden. Grundlage hierfür ist das Erlernen einer kompetenten Kommunikation mit Patienten und den Angehörigen. Weiterhin muss die Pflegefachkraft individuelle bedarfsbezogene Beratungsangebote anwenden können, um jeden Patienten persönlich anzusprechen, im Rahmen seiner Wünsche, Bedürfnisse, Probleme und Ressourcen. Dieses sollte in einem geeigneten Setting erfolgen. Der lösungsorientierte Beratungsansatz nach Bamberger soll die Pflegefachkräfte dabei unterstützen, eine lösungszentrierte Beratung durchzuführen und somit zu einer Problemlösung zu finden, gemeinsam mit den Patienten und deren Angehörigen. Das Fallbeispiel von Frau M. hat verdeutlicht, wie groß die Ängste und Sorgen von Patienten mit einer chronischen Erkrankung sind. Dieses führt zu einem erhöhten patientenorientierten Beratungsbedarf durch eine Pflegefachkraft. Resultierend daraus ist es weiterhin wichtig für den Gesundheitssektor, dass sich Ärzte und Pflegende in diesem Beriech kontinuierlich fort- und weiterbilden, um neue Ansätze und Theorien, aber auch praxisnahe Erfahrungsberichte zu erlernen und zu erleben. Der wirtschaftliche Aspekt spielt hierbei auch eine tragende Rolle. Denn Beratung kostet weniger, als sie an anderer Stelle einspart. Dies haben bislang durchgeführte Studien bewiesen. Jeder in der Patientenberatung investierte Dollar erbrachte eine Ersparnis von drei bis vier Dollar (London, 2010, S. 30). Eine professionelle Beratung ist daher zweifelsfrei anzustreben.

5 Literaturverzeichnis

Bachmann, S. (2008). Beratung in der Pflege. Verfügbar unter http://haw-hamburg.ci-ando.com/shop/book/short/index.cfm/fuseaction/short/bok_id/20063 [10.04.2019]

Bamberger, G. G. (2001). *Lösungsorientierte Beratung. Praxishandbuch* (2.Auflage). Weinheim: Beltz Psychologie Verlags Union.

Deutscher Ethikrat (2016). *Patientenwohl als ethischer Maßstab für das Krankenhaus. Stellungnahme.* Berlin: Deutscher Ethikrat.

Hertlein, R. (2005). Diabetes mellitus. Definition und Einteilung. In N. Menche &K. Tilmann (Hrsg.), *Innere Medizin. Lehrbuch für Pflegeberufe* (4. Aufl., S. 472-494). München: Elsevier.

Leitfaden Prävention Diabetes mellitus Typ 2 [pdf]. 2015. Verfügbar unter http://www.bvpraevention.de/bvpg/images/downloads/nafdmleitfadenneu.pdf [18.04.2019]

London, F. (2010). *Informieren, Schulen, Beraten. Praxishandbuch zur Patientenedukation* (2. Auflage). Bern: Huber.

Modellprojekt im Rahmen der trägerneutralen Pflegeberatung. Beratungsleitfaden [pdf]. (2008). Verfügbar unter https://www.gkv-spitzenverband.de/media/dokumente/pflegeversicherung/forschung/projekte_unterseiten/case_und_care/Anhang_I_Beratungsleitfaden_Maerz_2008_10285.pdf [15.04.2019]

Obex, F. (1995). *Multidimensionale Patientenorientierung. Interview zur multidimensionalen Patientenorientierung mit Karin Wittneben. Pflege Pädagogik 3.*

Reibnitz, C., Sonntag, K. & Strackbein, D. (2017). Grundlagen der Kommunikation, Grundlagen der Beratung, Beratungsansätze, Beratungssettings. In C. Reibnitz, K. Sonntag & D. Strackbein (Hrsg.), *Patientenorientierte Beratung in der Pflege. Leitfäden und Fallbeispiele.* (S. 3-76). Berlin: Springer.

Schwarz, F. (2016) Professional Practice Committee. Standards of Medical Care in Diabetes-2016 [pdf]. Verfügbar unter http://care.diabetesjournals.org/content/39/Supplement_1/S3 [18.04.2019]

Sonntag, K. (2017). Beratung von Menschen mit Diabetes mellitus. In C. Reibnitz, K. Sonntag & D. Strackbein (Hrsg.), *Patientenorientierte Beratung in der Pflege. Leitfäden und Fallbeispiele.* (S. 124-133). Berlin: Springer.

Strupeit, S., Buss, A. & Dassen, T. (2013). Patientenedukation bei älteren Menschen mit Mobilitätseinschränkungen: Konzeption und Evaluation von Bedarfen während und nach der Entlassung aus dem klinisch-geriatrischen Setting. *Zeitschrift für Gerontologie und Geriatrie, 46(8)*, 748–755. doi.org/10.1007/s00391-013-0505-9

Anhang

Anhang A: Fallbeispielberatung von Frau M. bei Diabetes mellitus Typ 2

Frau M. ist 75 Jahre alt, verwitwet, hat keine Kinder und ihr ganzes Leben lang in der Stadt Jena gelebt (Sonntag, 2017, S. 127). Hier ist sie geboren und aufgewachsen. Frau M. ist seit 7 Jahren Witwe und hat seitdem einen neuen Wegbegleiter an ihrer Seite. Es handelt sich um den kleinen Mops „Rudi". Frau M. beschreibt sich selbst als lebenslustig, aber auch etwas dickköpfig sowie kapriziös. Nach 7 Jahren Witwenzeit ist man halt etwas eigenartig geworden und verkopft, meint sie. Frau M. hat keine Familienangehörigen mehr in Jena, aber dafür einen großen Freundeskreis. Sie hat bis zu ihrer Rente vor 15 Jahren noch selbst als Krankenschwester gearbeitet und alte Menschen versorgt. Jetzt soll es bei ihr soweit sein?! Das kann sich Frau M. nicht vorstellen, denn sie trifft sich einmal in der Woche mit ihren ehemaligen Kollegen zum Kegeln. Dies hält sie fit und fördert ihre sozialen Kompetenzen. Frau M. konnte bis vor wenigen Wochen mit ihrer guten Gesundheit prahlen. Sie habe noch nie ein Krankenhaus von innen gesehen, nur zu ihrer Geburt. Doch seit ca. 6 Wochen fällt Frau M. das Laufen zunehmend schwerer. Sie ist in ihrem Bewegungsablauf eingeschränkt. Dies merkt sie zum einen bei ihren täglichen Gassirunden mit ihrem Mops „Rudi" und beim Kegeln mit ihren ehemaligen Kollegen. Anfangs versuchte Frau M. dies noch zu verstecken, aber die Schmerzen sind einfach zu groß, vor allem an den Füßen. Die Schmerzen beim Laufen werden nicht besser, eher zunehmend schlechter. Frau M. war davon überzeugt, dass sie es erst einmal ohne ärztliche Hilfe schafft, da sie ja selbst jahrelang Krankenschwester gewesen ist. An einem Sonntagmorgen waren die Schmerzen jedoch so stark, dass es Frau M. nicht mehr aushalten konnte. Sie suchte aus lauter Verzweiflung die Zentrale Notaufnahme des Universitätsklinikum Jena auf. Während sie im Wartezimmer saß, sah sie in regelmäßigen Abständen den Rettungswagen einfahren und Patienten, welche wirklich stark erkrankt und verletzt waren. Nachdem sie das mehrere Minuten beobachtet hatte, wollte sie wieder gehen. Dann wurde sie plötzlich ins Behandlungszimmer aufgerufen. Dr. K. empfing Frau M. freundlich und nahm sofort das pathologische Gangbild wahr. Frau M. erzählte als erstes ganz stolz, dass sie 75 Jahre alt sei und keine einzige Tablette zu sich nehme, da sie ihr Leben lang gesund war. Sie war früher selbst Krankenschwester und laut ihrer Aussage haut eine Krankenschwester von früher nichts so schnell um. Dr. K. schmunzelte und fragte nach Frau M. Beschwerden. Diese antwortete nur sehr zögerlich. Sie habe seit einigen Wochen Probleme beim Gehen und kann somit nicht mehr ihren alltäglichen Aktivitäten nachgehen. Dr. K. wirkte sehr verständnisvoll und vertrauenswürdig. Er bat Frau M., noch einmal im Behandlungszimmer eine kurze Strecke zu laufen. Danach schaute er sich ihre Füße genauer an und musste dabei feststellen, dass Frau M. große Wunden an den Füßen hatte, welche extreme Schmerzen verursachen müssen. Frau M. vertraute dem Arzt und wurde aufgeschlossener. Sie erzählte, dass sie in letzter Zeit zunehmend tollpatschiger war. Sie ist z.b. mehrfach über die Teppichkante in ihrem Wohnzimmer gestürzt. Weiterhin hat sie das Gefühl, dass ihre Sehleistung sich reduziert hat. Dr. K. wurde hellhörig und möchte Frau M. die Wahrheit nicht beschönigen. Frau M. war es im Innersten wohl bereits bewusst, dass es ein schwerwiegenderes Problem sein muss. Sie hörte Dr. K. sehr aufmerksam zu und vertraute ihm. Er sagte ganz klar, dass die großflächigen Wunden an den Füßen mit einem langen Heilungsprozess verbunden sind und dieser sehr viel Disziplin und Geduld benötigt. Trotz alledem ist der Ursache, den Wundheilungsstörungen sowie den Sehbeeinträchtigungen auf den Grund zu gehen. Dr. K nahm eine Blutuntersuchung vor. Während dieser Zeit wurden die Wunden fachgerecht von einer Pflegekraft versorgt. Hierbei konnte sich Frau M. mit der jungen Krankenschwester austauschen. Sie erzählte, wie sie als Krankenschwester vor 20 Jahren am Universitätsklinikum Jena gearbeitet hat und welche Veränderungen bis heute zu beobachten sind. Frau M. fühlte sich gut aufgehoben und verstanden (Sonntag, 2017, S. 129). Nach kurzer Zeit waren die Blutwerte da. Dr. K. erklärte Frau M., dass die Blutuntersuchungen einen Diabetes mellitus Typ 2 ergeben haben. Frau M. war sehr entsetzt, denn sie wusste ja aufgrund ihrer fachlichen Expertise, was diese Diagnose bedeutet. Dr. K. empfahl ihr die endokrinologische Ambulanz des Universitätsklinikum Jena. Hier gibt es ausreichend Fachpersonal, wie z.B. einen Diabetologen, Diabetikerberater, Wundassistenten und Diabetesassistenten. Frau M. sollte gleich den darauffolgenden Tag in die ambulante Endokrinologie gehen und sich als Notfall vorstellen. Daraufhin war sie wie besprochen in der Fachambulanz und hatte sich als Notfallpatientin vom Wochenende vorgestellt. Der Diabetologie Dr. F. wusste direkt bescheid und hatte sich mit seinem Kollegen Dr. K. aus der Zentralen Notaufnahme ausgetauscht. Frau M. fühlte sich aus diesem Grund sehr gut behandelt und konnte sehr schnell ein Vertrauensverhältnis zu ihrem neuen Diabetologen aufbauen. Dr. F. verschrieb Frau M. ein Medikament, das die Insulinausschüttung anregen soll. Dieses solle sie 1-mal täglich oral zu sich nehmen. Zusätzlich verordnete Dr. F eine Insulingabe 1-mal täglich am Abend. Um einen guten Überblick über eventuelle Veränderungen des BZ zu haben, möchte Dr. F., dass sich Frau M. 2-mal täglich den BZ misst und diesen in ein BZ-Tagebuch einträgt. Frau M. wirkte erschlagen von so vielen Informationen. Aufgrund dessen empfahl er ihr eine Diabetesberatung bei Schwester S. Frau M. nahm dies dankend an und konnte direkt drei Tage später einen mehrstündigen Termin bei Schwester S. wahrnehmen (Sonntag, 2017, S. 130). Die Beraterin Schwester S. überprüfte vorab alle Punkte ihrer Checkliste (s. Anhang B) auf Vollständigkeit. Der Beratungsraum war sehr hell und gemütlich gestaltet. Alle Kursteilnehmer hatten die Möglichkeit, barrierefrei zu kommunizieren. Die etwas übergewichtige Diabetikerberaterin war Frau M. direkt sympathisch. Schwester S. war ab diesem Zeitpunkt die Bezugsperson für alle

Kursteilnehmer sowie Frau M. und dient jederzeit als Ansprechpartner. Zu Beginn der Beratung wurden die Wünsche und Bedürfnisse der Betroffenen auf einem Flipchart (s. Anhang C) visualisiert. Weiterhin wurden die unterschiedlichen Fähigkeiten und Fertigkeiten der Kursteilnehmer in Kleingruppengesprächen kommuniziert. Aufgrund der individuellen Ressourcen und Probleme der Teilnehmer sind Kleingruppensitzungen zu empfehlen. Während der gesamten Beratungszeit wurde Frau M. und den anderen Teilnehmern der Umgang mit Insulin-Pen und Blutzuckergeräten erklärt, sowie die eigene Erprobung (Sonntag, 2017, S. 131). Weiterhin lernte Frau M. den Umgang und das korrekte führen des BZ-Tagebuchs. Das Thema „Gesunde Ernährung" und „Sportgruppen" wurde durch eine Diätassistentin und eine Physiotherapeutin näher beleuchtet und es erfolgte eine patientenorientierte Beratung diesbezüglich. Im letzten Abschnitt der Beratung kam es zu einer Wundberatung, durchgeführt von einer Wundspezialistin. Nach der mehrstündigen Beratung war Frau M. voller Input und Motivation. Schwester S. legte mit jedem einzelnen Teilnehmer eine individuelle Zielvereinbarung fest, welche bis zum nächsten Termin in zwei Wochen zu erreichen ist. Frau M. hat sich als Ziel der nächsten zwei Wochen vorgenommen, wieder aktiver mit ihrem Mops „Rudi" zu sein und mit ihren Freuden zu kegeln (Sonntag, 2017, S. 132).

Mittlerweile sind 8 Monate seit der Diagnose „Diabetes mellitus Typ 2" von Frau M. vergangen. Sie nimmt regelmäßig an den Beratungen teil, ist sportlich aktiver und lernt, die Erkrankung in ihr Leben zu integrieren. Die großflächigen Wunden an ihren Füßen sind geschlossen und fast vollständig verheilt.

Anhang B: Beispieldarstellung: Checkliste für eine erfolgreiche Beratung bei Diabetes mellitus im Universitätsklinikum Jena, (eigene Darstellung, angelehnt an Reibnitz, Sonntag & Strackbein, 2017, S. 128.

Universitätsklinikum Jena

Am Klinikum 1 * 07747 Jena * Tel.: 03641/9300

Checkliste für eine erfolgreiche Beratung bei Diabetes Mellitus

☑ Festlegung einer Bezugsperson

☑ Räumlichkeiten festlegen und eine passende Atmosphäre schaffen

☑ Ermittlung der Wünsche und Bedürfnisse des Patienten

☑ Ermittlung der Fähigkeiten und Fertigkeiten des Patienten

☑ Besprechung von Symptomen bei einer Unter- oder Überzuckerung

☑ Anlegen eines BZ-Tagebuchs

☑ Beratung zum Thema „Sportgruppen"

☑ Beratung zum Thema „Gesunde Ernährung"

☑ Zielvereinbarungen treffen, schriftlich fixieren

☑ Vereinbarung der nächsten Beratung

Seite 1

Anhang C: Flipchart: „Was sind meine Wünsche und Bedürfnisse als Diabetiker?" (eigene Darstellung)

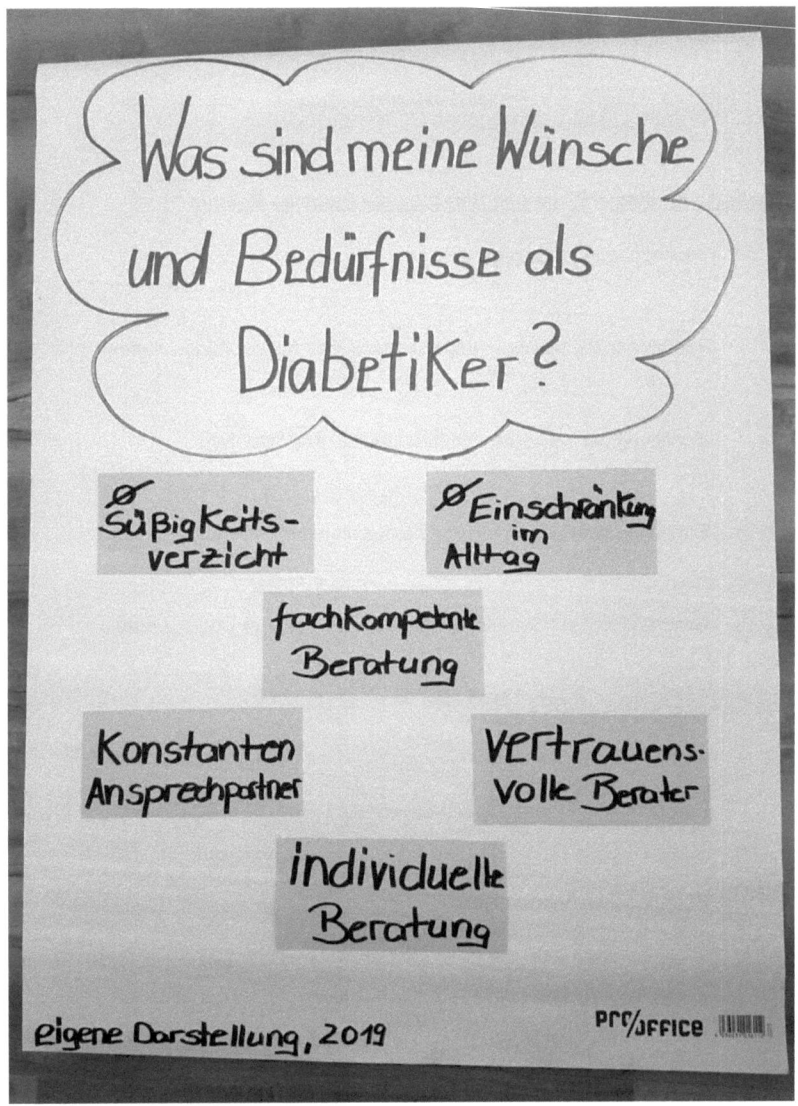

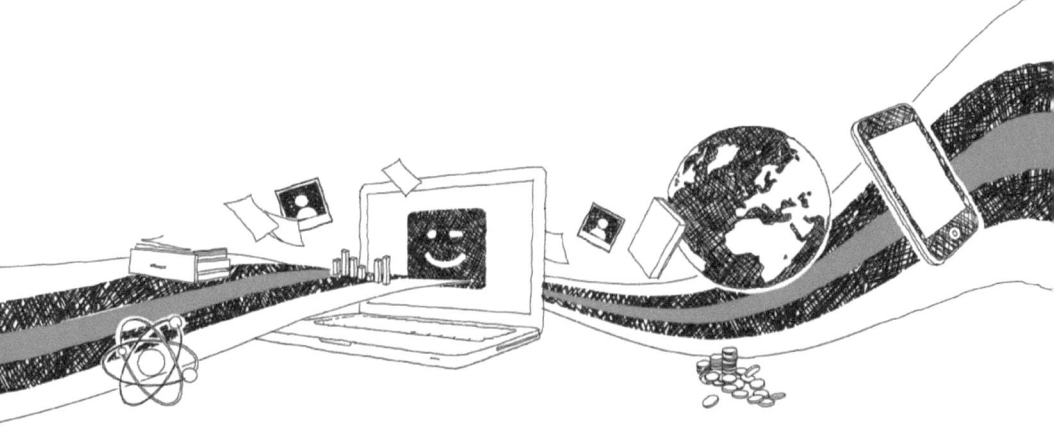
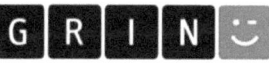